Dominik Seitz

mHealth im Management der Therapieadhärenz chronisch kranker Patienten – Ökonomie, Evidenz und Perspektiven

Visionen · mHealth 2020

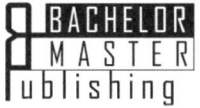

Seitz, Dominik: mHealth im Management der Therapieadhärenz chronisch kranker Patienten – Ökonomie, Evidenz und Perspektiven. Visionen - mHealth 2020, Hamburg, Bachelor + Master Publishing 2016

Originaltitel der Abschlussarbeit: mHealth im Management der Therapieadhärenz chronisch kranker Patienten – Ökonomie, Evidenz und Perspektiven. Visionen · mHealth 2020

Buch-ISBN: 978-3-95820-499-7
PDF-eBook-ISBN: 978-3-95820-999-2
Druck/Herstellung: Bachelor + Master Publishing, Hamburg, 2016
Zugl. Universität Bayreuth, Bayreuth, Deutschland, Seminararbeit, April 2015

Bibliografische Information der Deutschen Nationalbibliothek:
Die Deutsche Nationalbibliothek verzeichnet diese Publikation in der Deutschen Nationalbibliografie; detaillierte bibliografische Daten sind im Internet über http://dnb.d-nb.de abrufbar.

© Bachelor + Master Publishing, Imprint der Diplomica Verlag GmbH
Hermannstal 119k, 22119 Hamburg
http://www.bachelor-master-publishing.de, Hamburg 2016
Printed in Germany

Inhalt

Abkürzungsverzeichnis

BAN	Body Area Network
BMG	Bundesministerium für Gesundheit
Bzw.	Beziehungsweise
EHR	Electronical Health Records
epSOS	European Patients Smart Open Services
FDA	Food and Drug Administration
GBE	Gesundheitsberichterstattung des Bundes
HIMSS	Healthcare Information and Management Systems Society
ITU	International Telecommunication Union
KPNC	Kaiser Permanente Northern California
RKI	Robert-Koch-Institut
PDA	Personal Digital Assistant
PWC	PricewaterhouseCoopers
SMS	Short-messaging-services
SNS	Signals and Systems Telecom
WHO	World Health Organization
z. B.	zum Beispiel
ZTG	Zentrum für Telematik und Telemedizin GmbH

Abbildungsverzeichnis

1. Einleitung

Die letzten Jahrzehnte haben bemerkenswerte technologische Fortschritte, von der Einführung des Personal Computers über die Entwicklung tragbarer Musikspieler bis hin zur Verbreitung von Smartphones, hervorgebracht. Eine ähnliche Durchbruchinnovation könnten mobile Health-Anwendungen im Bereich der Gesundheitsversorgung darstellen.[1]

1.1 Mobile Health-Technologien als Treiber einer neuen Gesundheitsversorgung?

Viele Experten, darunter auch Toomas Hendrik Ilves, estnischer Präsident und Vorsitzender der unabhängigen hochrangigen eHealth-Taskforce, trauen mHealth die Revolutionierung des Gesundheitswesens zu: „Wir wissen, dass wir bei der Umsetzung von IT-Lösungen im Gesundheitswesen mindestens 10 Jahre Rückstand gegenüber allen anderen Bereichen haben. Von vielen anderen Diensten wissen wir, dass Informatikanwendungen die Art und Weise, wie wir die Dinge tun, radikal verändern und verbessern können"[2]

Gesundheitswesen auf der ganzen Welt stehen auf Grund von demographischer Entwicklung, steigendem Kostendruck und Zunahme chronischer Erkrankungen vor akutem Handlungsbedarf.[3] Ob mobile Gesundheitsanwendungen den hohen technischen und gesellschaftlichen Erwartungen gerecht werden können und wie sich dieser Markt bis zum Jahr 2020 entwickeln wird, soll Gegenstand dieser Arbeit sein.

1.2 Aufbau der Arbeit

Zu Beginn sollen in Kapitel zwei die Begriffe mHealth und chronische Erkrankungen definiert werden. Zum anderen soll ein Überblick über den aktuellen Stand von mHealth-Anwendungen aufgezeigt werden. Kapitel drei stellt die Chancen, die mit der Einführung und Verbreitung von mobilen Gesundheitstechnologien einhergehen, dar. Den Hauptbestandteil dieser Arbeit repräsentiert Kapitel vier. Dieses gibt einen Ausblick auf mögliche Entwicklungen bis zum Jahr 2020. Dazu zählen die Bevölkerungsentwicklung, das generelle Bild der Gesundheitsversorgung und die Entwicklung der mHealth-Anwendungen bis zum Jahr 2020 sowie ein internationaler Ausblick mit kritischer Würdigung. Abschließend soll Kapitel fünf die Arbeit mit einem Fazit abrunden.

---

[1] Vgl. Smith (2013), S.112f.
[2] Europäische Kommission (2012), S.3
[3] Vgl. WHO (2011), S.6

2. Einführung mHealth

Für ein besseres Verständnis und eine einheitliche Begriffsverwendung sollen zu Beginn insbesondere die beiden Begriffe mHealth und chronische Erkrankung definiert und erläutert werden. Im Anschluss daran wird der aktuelle Stand der beiden zuvor definierten Themenfelder dargestellt.

2.1 Definitionen

Der Begriff mobile Health, im Folgenden kurz mHealth genannt, ist ein Teilbereich von eHealth.[4] Bislang hat sich noch keine einheitliche Definition für mHealth etabliert.[5] Die World Health Organization (WHO) definiert mHealth als „medizinische Verfahren und Praktiken der öffentlichen Gesundheitsfürsorge, die durch Mobilgeräte wie Mobiltelefone, Patientenüberwachungsgeräte, persönliche digitale Assistenten (PDA) und andere drahtlos angebundene Geräte unterstützt werden"[6]. Entsprechend der Definition ergibt sich ein breites Einsatzgebiet für mHealth-Anwendungen. Dazu gehören auch Applikationen, die im weiteren Verlauf als Apps bezeichnet werden sollen, die mit medizinischen Geräten oder Sensoren vernetzt werden können, um insbesondere Vitalwerte wie Körpertemperatur, Blutdruck, Blutzuckerspiegel, Puls und Gehirnaktivität erfassen zu können.[7]

Generell lässt sich mHealth in drei Teilbereiche untergliedern. Der Erste beinhaltet die eben beschriebenen Medical Apps. Der zweite Bereich stellt neue Möglichkeiten der Kommunikation, sowohl für Ärzte als auch für Patienten, dar und komplettiert wird das Einsatzgebiet der mHealth-Anwendungen von sogenannten Wearables.[8]

Aufgrund der vielfältigen Möglichkeiten, die sich durch den Einsatz mobiler Gesundheitstechnologien ergeben, entstehen auch hohe Erwartungen. Diese beinhalten unter anderem die verbesserte Versorgung chronisch kranker Patienten[9]

Da für chronische Erkrankungen ebenfalls keine einheitliche Begriffsverwendung existiert, soll für diese Arbeit die Definition des Robert-Koch-Instituts (RKI) als Grundlage für das weitere Verständnis herangezogen werden. Demnach werden „lang andauernde Krankheiten

---

[4] Vgl. WHO (2013), S.6
[5] Vgl. Konschak et al. (2013), S.7f. für eine Sammlung verschiedener Definitionen
[6] WHO (2011), S.6
[7] Vgl. Europäische Kommission (2014), S.3
[8] Vgl. Krohn, Metcalf (2012), S. 136
[9] Vgl. Becker et al. (2014a), S.1; Eine ausführliche Darstellung der Erwartungen an mHealth-Lösungen erfolgt in Kapitel „3: Chancen"

[…], die nicht vollständig geheilt werden können und eine andauernde oder wiederkehrend erhöhte Inanspruchnahme von Leistungen des Gesundheitssystems nach sich ziehen"[10] als chronische Krankheiten definiert.

Zu den chronischen Krankheiten zählen Herz-Kreislauf-Erkrankungen wie Schlaganfall und koronare Herzkrankheit, Krebs, chronische Atemwegserkrankungen und Diabetes. In Deutschland entfallen auf diese genannten Krankheiten etwa ein Viertel der Krankheitskosten und drei Viertel der Todesfälle.[11]

Beeinflusst werden diese Erkrankungen durch vier wichtige Faktoren: Fehlernährung, mangelnde körperliche Aktivität, Alkoholabusus und Tabakkonsum. Es ist daher möglich, durch Prävention die Ausbildung der Krankheiten zu verhindern oder zumindest ihren Schweregrad und Verlauf zu mildern.[12] Diese Gegebenheit stellt den Ansatzpunkt für viele mHealth-Anwendungen zur Unterstützung und gezielten Kontrolle von Risikofaktoren für Patienten und gesunde Menschen dar.[13] Ein Beispiel dafür stellt das Projekt iHERZ des Fraunhofer-Instituts zur Verbesserung der Arzneimittelsicherheit und Therapieadhärenz bei Patienten, die an koronarer Herzerkrankung oder Herzinsuffizienz leiden, dar.[14]

2.2 Aktueller Stand

Der Markt für mobile Gesundheitsanwendungen ist in den letzten Jahren enorm gewachsen. Grob kann man die Entwicklung dieses Marktes in drei Phasen einteilen, Bis zum Jahr 2008 spricht man von einer initialen Test- und Versuchsphase, von 2008 bis 2015 von der Kommerzialisierungsphase und ab dem Jahr 2016 von der Implementierungsphase.

Erste Studien belegen, dass die neuen Möglichkeiten zur Datenerfassung, Datenauswertung und Kommunikation die Versorgungsqualität steigern und Potential zur Kostenreduktion mit sich bringen.[15] Von besonderer Bedeutung für die künftige Entwicklung dieses technologiegetriebenen Marktes ist, dass das Potential von mHealth nicht lediglich auf technologischen Innovationen in Software, Hardware und deren Vernetzung zurückzuführen ist, sondern zu ei-

---

[10] Lange (2011), S.54
[11] Vgl. Statistisches Bundesamt (2010), S.36
[12] Vgl. Lange (2011), S.54
[13] Vgl. Grand View Research (2014)
[14] Vgl. Frauenhofer (2014)
[15] Vgl. Belliger (2014), S.111

nem bedeutenden Anteil auch auf eine tiefgreifende gesellschaftliche Veränderung in Bezug auf Kommunikationsverhalten und Verständnis der Gesundheitsversorgung aufbaut.[16]

Laut Schätzungen des Marktforschungsunternehmens Grand View Research wurde dem globalen mHealth-Markt für das Jahr 2012 ein Volumen von 1.950 Millionen US-Dollar beigemessen. Den größten Anteil mit 63% haben Monitoring-Geräte, gefolgt von mobilen Geräten, die der Diagnosestellung dienen mit 15%. Mobile Geräte, die zur Verbesserung des Gesundheitssystems eingesetzt werden haben einen Anteil von 7%.Die übrigen 15% stehen für eine Vielzahl weiterer Anwendungen, wie medizinische Informations- und Hilfsangebote oder mobile Benachrichtigungsleistungen für bevorstehende Arzt-, Impf- oder Vorsorgetermine.[17]

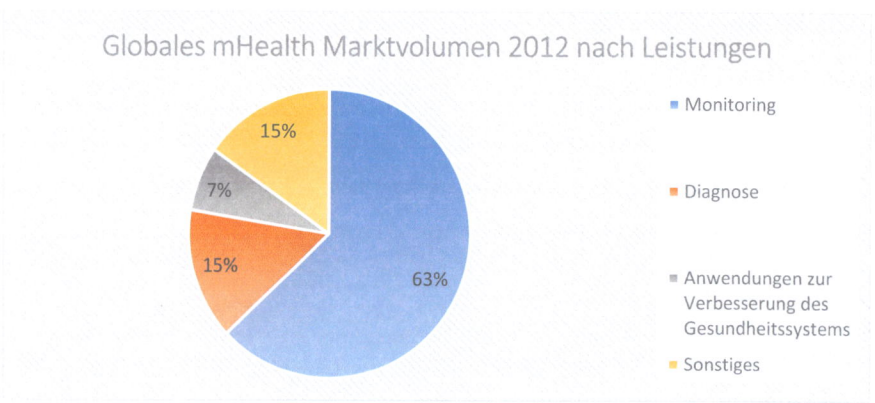

Abbildung 1: Globales mHealth Marktvolumen 2012 nach Leistungen
Quelle: Eigene Darstellung in Anlehnung an Gran View Research (2014)

Unter Patienten sind vor allem Medical Apps von großem Interesse. Im Jahr 2014 waren Apps für Training und Fitness mit 43,5% am beliebtesten. Die folgenden Plätzte belegten Apps zur Wahrung des Gesundheitszustandes (15%) und zur Kontrolle der Ernährung bzw. Kalorienzählen (14,3%). Knapp 80% der Nutzer gaben an, Applikationen zu Monitoringzwecken zu nutzen.[18]

Laut einer Studie von Berg Insight nutzten Ende 2013 weltweit bereits knapp drei Millionen Menschen mobile Geräte für Monitoringzwecke. Prognosen sehen noch eine deutliche Zunahme der Nutzer auf 19,1 Millionen im Jahr 2018 vor. Dies entspricht einer durchschnittli-

---

[16] Vgl. Belliger (2014), S.112; Eine genaue Erläuterung erfolgt in Kapitel 4.2 Generelles Verständnis der Gesundheitsversorgung 2020
[17] Vgl. Grand View Research (2014) und
[18] Vgl. Sama et al. (2014)

chen jährlichen Wachstumsrate von 44% und ist ein Indiz dafür, mit welcher enormen Geschwindigkeit dieser Markt zu wachsen vermag.[19] Gründe für dieses enorme Wachstumspotential stellen vorrangig weltweit steigende Gesundheitsausgaben, Zunahme der Inzidenz chronischer Erkrankungen durch moderne Lebensstile und steigende Prävalenz dieser Erkrankungen aufgrund einer alternden Bevölkerungen dar. Mobile Gesundheitsanwendungen können dazu beitragen, die Entstehung solcher Krankheiten zu vermeiden bzw. zu verzögern und im Krankheitsfall einen adäquaten Umgang gewährleisten.[20] Ein Beispiel dafür wäre, dass Diabetiker durch mobile Geräte ihren Blutzuckerspiegel selbst und bequem nach jeder Mahlzeit messen können und somit größere Kontrolle über ihre Krankheit erlangen.[21]

Der Befragung von Healthcare Information and Management Systems Society (HIMSS) aus dem Jahr 2012 zu Folge, benutzen in den USA bereits 90% der Ärzte mobile Anwendungen während ihres Alltags und 80% verwenden diese zur Patientenversorgung. Jedoch gaben nur 22% an, dass die Daten, die durch mobile Geräte gewonnen wurden, auch in den electronical health records (EHR) gespeichert werden.[22]

Auch PricewaterhouseCoopers (PWC) attestiert in seiner Veröffentlichung „Emerging mHealth: Paths for Growth" ein enormes Wachstumspotential für mHealth-Anwendungen. Demnach ist eHealth bereits jetzt der drittgrößte Wachstumsmarkt in Europa und laut einer Umfrage glauben 59% Prozent der Ärzte, dass mHealth sich durchsetzen wird. Allerdings sind die Verbreitung und der Einsatz von mobilen Gesundheitsleistungen in Deutschland noch sehr zurückhaltend vorangeschritten. Eine weitere Umfrage ergab, dass 46% der Befragten wenig über die mit mobilen Gesundheitsanwendungen verbundenen Chancen wissen und deswegen keine mobilen Anwendungen nutzen.[23]

---

[19] Vgl. Fagerberg, Kurkinen (2014), S. 1ff.
[20] Vgl. Grand View Research (2014)
[21] Vgl. Smith (2013), S.116
[22] Vgl. HIMSS(2012) S.4ff.
[23] Vgl. Levy (2012), S.6f.

3. Chancen

Der Mobilfunk erreicht laut Angaben der International Telecommunication Union (ITU) im Jahr 2013 etwa 85% der Weltbevölkerung und ist weiter ausgebaut als Straßen- oder Stromnetz. Insbesondere in Industrieländern haben Mobilfunkgeräte eine Marktdurchdringung von etwa 100% erreicht.[24] Somit stehen die Möglichkeiten, die sich durch den Einsatz von mHealth-Anwendungen ergeben nahezu allen Menschen zur Verfügung. Laut einer Studie von PWC glauben Patienten, Ärzte, Kostenträger und Vertreter der Pharmaindustrie daran, dass mobile Dienste den Gesundheitsmarkt grundlegend verändern werden.[25]

3.1 Kostenreduktion

Eine erste große Hoffnung, die mit der Einführung von mHealth-Lösungen einhergeht, ist das Potential zu Kosteneinsparungen. Mobile Technologien sollen dazu beitragen, dass Krankheiten mit mildem Verlauf zu Hause adäquat versorgt werden können. Dadurch stellt sich ein Rückgang der Hospitalisierung ein und somit sinken die Behandlungskosten.[26] Vor allem mobile Monitoring-Maßnahmen weisen deutlich positive Effekte auf. So konnte ein Rückgang erneuter Hospitalisierungen von 47 auf 6% bei Patienten mit Herzfehlern belegt, Einsparungen von knapp 1000 Dollar pro Jahr bei Dermatitis-Patienten gemessen und ein Rückgang von 18% bei Krankenhauseinweisungen, um 44% verringerte Todesraten und kürzere Krankenhausaufenthalte bei Patienten mit chronischen Erkrankungen nachgewiesen werden.[27]

Ein weiterer Faktor, der dazu beiträgt, dass mHealth-Anwendungen zu Kosteinsparungen führen ist, dass in vielen Fällen keine teuren Geräte zur Nutzung mobiler Gesundheitsleistungen angeschafft werden müssen. Für die Inanspruchnahme ist in vielen Fällen lediglich das Smartphone oder Handy notwendig und deren Verbreitung ist, wie bereits dargestellt, weit vorangeschritten.[28]

Untersuchungen von PWC haben ergeben, dass der Einsatz von mHealth-Technologien zu jährlichen Einsparungen bei Diabetes-Patienten von 10.000 US Dollar führen kann. Die Gründe hierfür liegen nicht allein in der Reduktion der Ausgaben. Vielmehr führt der bewusstere Umgang der Patienten mit der Erkrankung durch verbesserte Kontrollmöglichkeiten des Blutzuckerspiegels zu einer verbesserten Grundlage für getroffenen Entscheidungen und folg-

---

[24] Vgl. ITU (2013)
[25] Vgl. Levy (2012), S.4ff.
[26] Vgl. Malvey, Slovensky (2014), S.3
[27] Vgl. Konschak et al. (2013), S.3
[28] Vgl. Krohn (2014), S.16f.

lich zu einer erhöhten Lebensqualität.[29] Laut Systems and Signals Telecom (SIS) kann mHealth bereits ab 2016 zu jährlichen Einsparungen von bis zu 290 Milliarden US Dollar weltweit beitragen ohne, dass es zu Einschränkungen bei der Versorgungsqualität kommt.[30]

3.2 Verbesserung der Versorgungsqualität

Ein zweites Versprechen, das mit mHealth-Lösungen einhergeht, ist die Verbesserung der Versorgungsqualität. Dies kann zum Einem durch mobile Monitoring-Geräte geschehen. Aus ärztlicher Sicht stellen durchgehende Aufzeichnungen von Vitalwerten eine deutlich verbesserte Entscheidungsgrundlage für Behandlungsoptionen dar und Fehlschlüsse aufgrund lediglich temporär auftretenden Abweichungen können minimiert werden. Aus Patientensicht erweist sich die kontinuierliche Datenerfassung und die Möglichkeit zur Einsicht dieser Werte in Echtzeit als eine deutlich verbesserte Maßnahme zur Kontrolle von und dem Umgang mit Krankheiten. Insbesondere für chronische Erkrankungen stellt dies eine erhöhte Versorgungsqualität dar. Aufgrund des häufigen Auftretens und den oftmals tödlich verbundenen Folgen von chronischen Krankheuten, können mobile Gesundheitstechnologien einen entscheidenden Beitrag zu einer gesteigerten Gesundheit der Bevölkerung leisten.[31]

Zum Anderem können Personal Digital Assistants zu einer verbesserten Gesundheitsversorgung beitragen. Ärzte haben die Möglichkeit in kürzester Zeit auf diverse medizinische Informationen zuzugreifen und somit eine optimale und schnell verfügbare Entscheidungsgrundlage für ihre Therapieoptionen.[32] Darüber hinaus ist es sowohl möglich ein deutlich besseres Bewusstsein für die Prävention von Krankheiten zu schaffen als auch den Beitrag Einzelner zu ihrer Gesundheit durch Kommunikation von Informationen und Empfehlungen über mobile Geräte zu erhöhen.[33] Nach aktuellem Kenntnisstand haben mobile Health-Dienste insbesondere Einfluss auf Verhaltensänderungen bei Raucherentwöhnung und Gewichtsreduktion.[34] Bei Untersuchungen zu Therapieadhärenz und dem Umgang mit Krankheiten kam es zu unterschiedlichen Ergebnissen.[35] Studien, in denen eine aktive Kommunikation von Informationen über short-messaging-services (SMS) gewählt wurde, kommen jedoch zu dem Ergeb-

[29] Vgl. PWC (2015) und Malvey, Slovensky (2014), S.3
[30] Vgl. SNS Telecom (2014)
[31] Vgl. Levy (2012), S.13
[32] Vgl. Lindquist et al. (2010), S.31
[33] Vgl. Konschak et al. (2013), S.4 und Europäische Kommission (2014), S.6
[34] Vgl. Noar, Harrington (2012), S.147f.
[35] Vgl. Donner, Meacheal (2013), S.173

nis, dass ein positiver Effekt auf Verhaltensänderungen unabhängig von Alter, Geschlecht und Nationalität vorliegt.[36]

Folglich kann mHealth einerseits dazu beitragen, den Schwerpunkt der Versorgung von einer reaktiven Versorgung auf eine proaktive bzw. präventive Versorgung zu verlagern und andererseits die Wartezeit auf eine adäquate Behandlung reduzieren. Als Folge stellen sich erhöhte Lebensqualität und Lebenserwartung ein.[37]

3.3 Erleichterung des Zugangs zu Gesundheitsleistungen

Die fortschreitende Verbreitung von Mobilfunkgeräten stellt die Grundlage für eine digitale Infrastruktur dar, die die Gesundheitsversorgung unterstützt und sowohl den Zugang zu gesundheitsrelevanten Informationen als auch die Kommunikation zwischen allen Beteiligten im Gesundheitswesen erleichtert. Für Patienten stellt die verbesserte Konnektivität einen erleichterten Zugang zu medizinischem Wissen dar. 80% der Internetnutzer suchen bereits online nach gesundheitsrelevanten Informationen. Von besonderem Interesse sind dabei auf den Einzelnen zugeschnittene Informationen oder Erfahrungen von Personen mit ähnlichen Umständen.[38] Mobile Gesundheitsanwendungen können eine gute Möglichkeit darstellen, um solch persönliche Gesundheitsinformationen zu erlangen.

Für Ärzte ist es wichtig, dass sie Zugang zu allen relevanten medizinischen Informationen haben. Bislang hindert ein komplexes System einen zügigen Informationsfluss zwischen allen Beteiligten. Folglich können sich Einbußen bei der Qualität der Gesundheitsversorgung einstellen. Durch mHealth-Technologien kann die Kommunikation zwischen Beteiligten und somit der Austausch von Informationen verbessert werden.[39] Wiederum von Bedeutung ist auch beim Zugang zu Gesundheitsleistungen, dass keine teuren Geräte angeschafft werden müssen. In der Mehrzahl der Fälle genügt der Besitz eines Mobiltelefons.[40] Den größten Vorteil mobiler Gesundheitsanwendungen stellt in Zusammenhang mit dem Zugang zu Gesundheitsleistungen die Loslösung von geographischen Grenzen dar, das heißt, dass Behandlungen künftig auch über regionale Grenzen hinweg erfolgen können.[41]

---

[36] Vgl. Cole-Lewis, Kershaw (2010), S.56-59 und Becker et al. (2014a), S.22
[37] Vgl. Europäische Kommission (2014), S.5
[38] Vgl. Smith (2013), S.115f.
[39] Vgl. Tan (2013), S.88
[40] Vgl. Krohn (2014), S.16
[41] Vgl. Crohn,Metcalf (2012), S.XVI

3.4 Effizienzsteigerungen

Ein weiteres Versprechen, das mit dem Einsatz von mobilen Gesundheitsanwendungen verbunden ist, stellt die effiziente Erbringung von Gesundheitsleistungen dar. Dank einfacherer Planung, besser vorbereiteten Pflegekräften und weniger unnötigen Sprechstunden kann Personal der Sanitätshäuser und anderer Gesundheitsberufe nach Schätzungen 30 Prozent der aufgewendeten Zeit einsparen. Dies ist vorrangig auf Effizienzsteigerungen bei Dokumentation und Informationsauswertung zurückzuführen. Folglich könnte das Personal effizienter eingesetzt und bei der Kommunikation mit den Patienten durch Übertragung von Nutzerdaten via Apps unterstützt werden. Eine systematische Auswertung von 138 Studien ergab, dass der Einsatz von mobilen Endgeräten in den Bereichen Dokumentation, Patientenversorgung, Informationseinholung und Arbeitsmustern zu Effizienzsteigerungen beitragen kann.[42] Untersuchungen von PWC belegen darüber hinaus, dass 56% der Ärzte, die mobile Endgeräte verwenden, schnellere Entscheidungen treffen können und dass 40% berichten, weniger Zeit für administrative Aufgaben aufzuwenden.[43]

Weiterhin können medizinische Ressourcen dadurch geschont werden, dass mehr medizinische Eingriffe und Pflegeanwendungen aus der Ferne durchgeführt bzw. vom Patienten selbst unter Anleitung von Überwachungs- und Meldesystemen ausgeführt werden können. In der Folge stellt sich nicht nur für das medizinische Personal, sondern auch für die Patienten eine erhebliche Zeitersparnis ein. Dies ist insbesondere für chronisch Kranke von Bedeutung, da diese Patienten eine besonders hohe Frequenz an Arzt-Patienten-Kontakten aufweisen. Durch Fernberatung und Fernüberwachung können Patienten Anwendungen und Messen von Vitalwerten zu Hause durchführen, was sich in einer erhöhten Lebensqualität äußert.[44]

Zusätzlich kann die Analyse von großen Datenmengen, die durch mHealth-Anwendungen generiert werden dazu beitragen, dass die Wirksamkeit der Gesundheitsfürsorge und Prävention von Erkrankungen verbessert werden, da sich ein detailliertes Gesamtbild der Erkrankungen und der Verhaltensweisen der Betroffenen ergibt.[45]

---

[42] Vgl. Mickan et al. (2013), S.212
[43] Vgl. Levy (2012), S.21ff.
[44] Vgl. Lopez, Seville (2015)
[45] Vgl. Europäische Kommission (2014), S.5

Auch Pharmafirmen können mobilen Gesundheitsanwendungen profitieren. Die Möglichkeiten reichen von besseren Möglichkeit in Forschung und Entwicklung über Sicherstellung der Wertschöpfungskette bis zur erfolgreichen Bekämpfung von Arzneimittelfälschungen.[46]

---

[46] Vgl. SNS Telecom (2014)

4. Entwicklungen

Die Gesundheitsversorgung steht bis zum Jahr 2020 vor einigen Herausforderungen, die es zu meistern gilt. Dazu zählt nicht allein der steigende Kostendruck, sondern auch eine Verlagerung von akut-stationärer Behandlung hin zu einer auf Prävention und chronischen Krankheiten ausgelegten Gesundheitsversorgung. Dieser Wandel wird zusätzlich von aufgeschlossenen Patienten getrieben, die sich als gleichberechtigter Partner in der Arzt-Patienten-Beziehung sehen und nach zuverlässigen, günstigen und schnellen Möglichkeiten verlangen, Informationen einholen zu können. Einen weiteren Treiber dieser Veränderungen stellen Marktgröße und Entwicklungspotential des Gesundheitssektors dar.[47]

4.1 Bevölkerungsentwicklung

Der Demographische Wandel wird sich bereits im Jahr 2020 bemerkbar machen. Demnach wird sich der Anteil der über 60-Jährigen in Deutschland von 26% im Jahr 2010 auf gut 30% im Jahr 2020 erhöhen.[48] Bedingt durch die demographische Entwicklung werden viele chronische Krankheiten stark zunehmen. So sind 50% der Menschen ab dem 65. Lebensjahr an mindestens einem chronischen Leiden erkrankt. Ebenfalls verknüpft mit der Alterung der Gesellschaft ist die Zunahme der Krankenhausbehandlungen. Als Folge stellt sich ein akuter Handlungsbedarf ein, um die Ressourcen des Gesundheitswesens nicht zu überlasten.[49] Primäre Aufgabe von mHealth-Anwendungen stellt dabei die Bereitstellung sektorenübergreifender Serviceleistungen sowie die Gewährleistung einer optimalen Kommunikation aller Beteiligten dar.[50]

4.2 Generelles Verständnis der Gesundheitsversorgung 2020

Neben der Altersstruktur und den am häufigsten auftretenden Krankheiten wird sich auch das Verständnis der Arzt-Patienten-Beziehung und somit das Bild der Gesundheitsversorgung wandeln. Laut Murray Aitken, Geschäftsführer von IMS Institute for Healthcare Informatics, wird es in Zukunft üblich sein, dass Patienten nach dem Arztbesuch, nicht nur ein Rezept für Arzneimittel, sondern auch ein Rezept für mobile Applikationen erhalten. Auch für Entlassungen aus dem Krankenhaus sagt Aitken vorher, dass es üblich sein wird, dass der Patient eine App aufs Handy lädt, um den Kontakt in der Nachversorgung zwischen den Beteiligten

---

[47] Vgl. Konschak et al. (2013), S.13
[48] Vgl. Bundeszentrale für Politische Bildung (2012)
[49] Vgl. Nowossadek (2012), S.1f.
[50] Vgl. Duesberg (2012), S.295

deutlich zu erleichtern und in der Folge zu verbessern.[51] Die Wirtschaftsprüfungsgesellschaft Deloitte bezeichnet die Ära um das Jahr 2020 als Zeitalter der digitalisierten Medizin.[52] Demnach ist die medizinische Leistungserbringung nicht mehr auf Arztpraxen oder Krankenhäuser beschränkt. Vielmehr wird Gesundheitsversorgung vorrangig zu Hause beim Patienten erbracht. Durch die allgegenwärtige Verfügbarkeit von digitaler Kommunikation finden viele Arzt-Patienten-Kontakte virtuell statt und die Leistungserbringung verschiebt sich zum Patienten nach Hause. Die Auseinandersetzung mit Gesundheit und Krankheit erfolgt zudem nicht mehr isoliert zwischen Arzt und Patient, sondern in einem offenen und komplexen Netzwerk verschiedener Akteure.[53] Krankenhausbehandlungen werden überwiegend für Unfall- und Notfallchirurgie vorgehalten und elektive Eingriffe werden von lokalen Tagespflegeeinrichtungen übernommen. Chronische Krankheiten werden dagegen durch die Gesellschaft betreut. Die Organisation der Gesundheitserbringung erfolgt über rechenschaftspflichtige Versorgungsorganisationen, die für eine definierte Population verantwortlich sind. Als Beleg für diese Thesen führt Deloitte Kaiser Permanente Northern California (KPNC) an. Dort wird seit dem Jahr 2008 ein elektronisches Patientendatensystem für die 3,4 Millionen Mitglieder verwendet und es werden Applikationen angeboten, die einen virtuellen Arzt-Patienten-Kontakt ermöglichen. Im Jahr 2013 konnten dadurch 2,3 Millionen telefonische Konsultationen, im Vergleich zu 64.000 im Jahr 2008, gezählt werden. Insgesamt erfolgten 10,5 Millionen virtuelle Kontakte im Jahr 2013 und Prognosen gehen davon aus, dass sich diese Entwicklungen auch auf andere Gesundheitssysteme übertragen lassen, wenn diese Technologien Anwendung finden.[54] Auch andere Prognosen gehen davon aus, dass Patienten ihren allgemeinen Gesundheitszustand künftig selbst überwachen und selbst Zugriff auf alle Informationen ihrer Krankenakte haben, da diese online für den jeweiligen Betroffenen abrufbar sind. Persönliche Arztkontakte werden sich auf schwerwiegende Krankheiten beschränken.[55]

Einhergehend mit dem Wandel der Gesundheitsversorgung ist ein gewandeltes Patientenbild. Der Patient im Jahr 2020 ist informiert, anspruchsvoll und stellt einen ebenbürtigen Partner bei der Gesundheitsfürsorge dar. Folglich wendet der Gesundheitskonsument der Zukunft

---

[51] Vgl. Conn (2013), S.16-20 und Dolle (2012), S.123
[52] Andere Autoren sprechen von Gesundheit 2.0. oder Personalisierter Medizin. Gemeint ist in allen Fällen, dass die Gesundheitsversorgung der Zukunft auf Partizipation, Interaktion und dem Austausch von Informationen basiert. Vgl. Belliger, Krieger (2014), S.70f. und Vgl. Levy (2012), S.C
[53] Vgl. Belliger, Krieger (2014), S.97f. und Krohn (2012), S.10
[54] Vgl. Taylor, Ronte (2014), S.10ff. und Venot et al. (2014), S.424ff.
[55] Vgl. West (2009), S.1, Krohn, Metcalf (2012), S.135f. und Schachinger (2014), S.170

auch Zeit, Geld und Energie auf um gesund zu bleiben.[56] Im Falle des Krankheitseintritts fragen Konsumenten gezielte und persönlich abgestimmte Behandlungen nach. Als Beleg für die Entwicklung des Patienten zum Konsument führt Deloitte die folgende Umfrage an. Danach würden es mindestens 50% der Patienten als angenehm empfinden, wenn Gesundheitsleistungen durch mobile Gesundheitsanwendungen angeboten würden bzw. der Arzt-Patienten-Kontakt virtuell stattfindet (siehe Abbildung 2). Eine weitere Umfrage ergab, dass im Jahr 2013 bereits 16% der Befragten US-Bürger gesundheitsrelevante Daten erfassen, ohne dass es durch einen Arzt veranlagt wurde. Dies entspricht einer Verdoppelung seit dem Jahr 2008 und spiegelt das Wachstum in der mobilen Gesundheitsbranche wieder.[57]

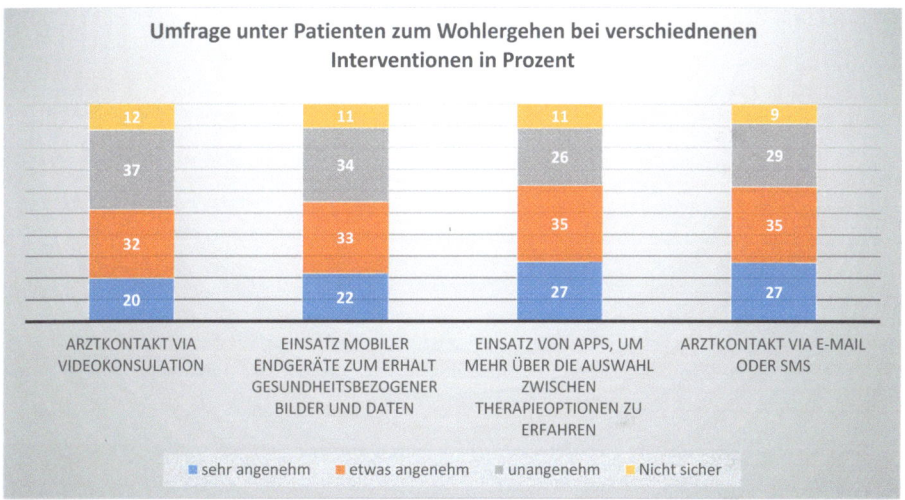

Abbildung 2: Umfrage unter Patienten zum Wohlergehen bei verschiedenen Interventionen in Prozent
Quelle: Eigene Darstellung in Anlehnung an Taylor, Ronte (2012), S. 8

4.3 mHealth 2020

Dem Markt für mobile Gesundheitsanwendungen wird ein ähnliches Wachstumspotential wie dem Internet in den 1990er Jahren beigemessen. Treibende Kräfte stellen technische Möglichkeiten, wie die Verbreitung der Smartphones, der Ausbau der 3 und 4G-Netzwerke und die damit verbundene hohen Datenübertragungsraten sowie der gesellschaftliche Bedarf, der durch steigenden Kostendruck und Zunahme chronischer Erkrankungen entsteht, dar.[58] Experten gehen davon aus, dass das Marktvolumen bis zum Jahr 2020 auf 58,8 Milliarden US

---

[56] Vgl. Duesberg (2013), S.300ff.
[57] Vgl. Taylor, Ronte (2014), S.6ff.
[58] Vgl. Youssef et al. (2015a)

Dollar, von knapp elf Milliarden im Jahr 2014, anwachsen wird.[59] Dies entspricht einer jährlichen Wachstumsrate von knapp 40 Prozent.[60]

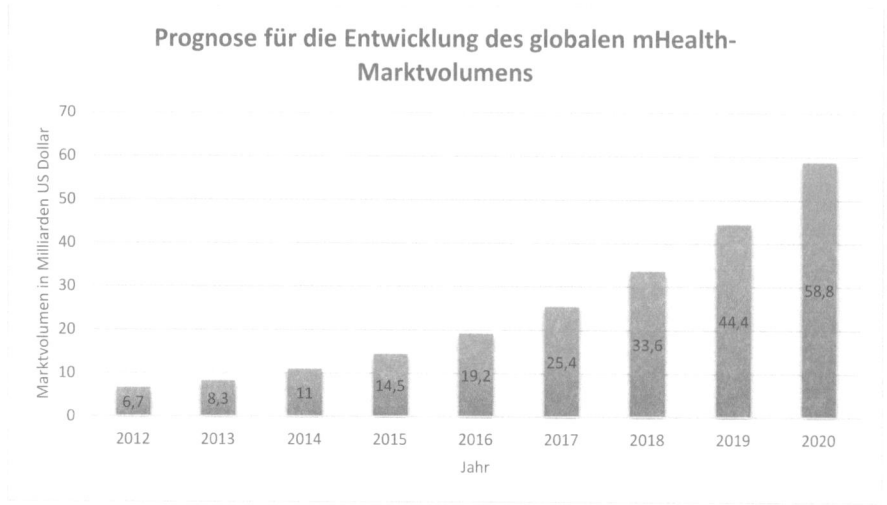

Abbildung 3: Prognose für die Entwicklung des globalen mHealth-Marktvolumens
Quelle: Eigene Darstellung in Anlehnung an Statista (2015)

Dabei wird prognostiziert, dass eine erste Welle der mHealth-Anwendungen einfache und günstige Lösungen für Smartphone und Tablet, Applikationen für Videokonsultationen und Diagnosetools beinhaltet. Nachfolgende Veränderungen betreffen komplexere Themen wie Interaktion der Beteiligten, Inhalt von Dienstleistungen und technologische Lösungen.[61] Bis zum Jahr 2020 wird prognostiziert, dass mobile Anwendungen, die der Blutzuckermessung dienen, an der Spitze des Marktes stehen werden. Gefolgt werden sie von mobilen Monitoringendgeräten für Herzkranke.[62]Im Folgenden sollen die vier vielsprechendsten Handlungsfelder mobiler Gesundheitsanwendungen bis zum Jahr 2020 aufgezeigt werden.

4.3.1 Medical Apps

Der Markt für Mobil-Apps hat in den letzten Jahren eine rasante Entwicklung erfahren und ist zu einem der führenden Treiber der Einführung von mHealth-Anwendungen geworden.[63] Im

---

[59] Vgl. Statista (2015)
[60] Vgl. SNS Telecom (2014)
[61] Vgl. Christina et al. (2015)
[62] Vgl. Franco, Jeevane (2013)
[63] Auf eine differenzierte Unterscheidung zwischen Health Apps und Medical Apps soll hier bewusst verzichtet werden, da Grenzen immer weiter verschwimmen. Für den weiteren Verlauf dieser Arbeit sollen sowohl die

Jahr 2013 waren schätzungsweise 97.000 Mobile-Health-Apps verfügbar, Tendenz stark steigend. 70% dieser Apps stammen aus dem Segment Fitness und Wohlbefinden, und knapp 30% richten sich an Pflegepersonal und betreffen vorrangig den erleichterten Zugriff auf Patientendaten, die Überwachung von Patienten, diagnostische Bildgebung oder Informationen zu Arzneimitteln. Seit dem Jahr 2013 ist jedoch eine Konvergenz der Applikationen, die Gesundheitsdienstleister und Patienten nutzen, zu erkennen.[64] Befragungen von Healthcare Information and Management Systems Society belegen, dass sich 9 von 10 Ärzten heute bereits wünschten, Krankenakten auf mobilen Endgeräten abrufen zu können. In diesem Zusammenhang wird künftig die Entwicklung von cloud-gestützten Patientenakten deutlich zunehmen und somit den Zugriff durch mobile Einheiten deutlich erleichtern.[65]

Weiterhin können Medical Apps die Kommunikation und Koordination zwischen Leistungserbringern selbst, aber auch zwischen Leistungserbringern und Patienten verbessern. Ein Beispiel hierfür stellt der Austausch von Informationen und Ergebnissen oder auch eine Änderung der Medikation zwischen Personal eines Labors und Patienten dar. Diese Informationen können entweder direkt auf das Handy des Patienten gesendet werden oder der Patient erhält eine Nachricht, dass Neuigkeiten auf einem sicheren Patientenportal abgerufen werden können.[66]

Schätzungen zufolge werden 2017 etwa 3,4 Milliarden Menschen weltweit ein Smartphone besitzen und jeder zweite von diesen Personen wird Mobile-Health-Apps verwenden. Zudem soll sich die Zahl der über Mobilfunknetze überwachten Patienten auf 3 Millionen bis zum Jahr 2016 erhöhen.[67] Wichtig ist es dabei zu verstehen, dass die Technologie der Medical Apps nicht die Arzt-Patienten-Beziehung ersetzen soll, sondern als Teil der Gesamtversorgung zu verstehen ist. Für chronische Kranke ist das Potential durch Gesundheitsapplikationen zu einer effektiveren, effizienteren und einer in der Folge bedarfsgerechten Versorgung beizutragen besonders stark ausgeprägt.[68] Als Beispiel können hier Studien angeführt werden, die belegen, dass Medical Apps bei Erwachsenen, an Diabetes Typ 1 Erkrankten, zu regelmäßigeren Blutzuckermessungen, verbesserter Dokumentation und Aufzeichnung der zu erfüllenden Aufgaben und zu einem besseren Verständnis des Zusammenhangs zwischen dem Blutzuckerwert und Ernährung, körperlicher Betätigung und Insulindosierung geführt ha-

---

Bereiche Fitness und Wohlergehen als auch Diagnostik und Überwachung unter Medical Apps bzw. Gesundheits-Apps verstanden werden. Für eine genaue Abgrenzung vgl. Gehring et al. (2014), S.2f.
[64] Vgl. Conn (2013)
[65] Vgl. Wisz, Arges (2015)
[66] Vgl. Wisz, Arges (2015)
[67] Vgl. Europäische Kommission (2014), S.8
[68] Vgl. Becker et al. (2014b), S.22

ben.[69] Die Firma Novarum hat darüber hinaus eine Applikation entwickelt, die es künftig erlauben könnte, einfache Tests, die sonst von einem Labor durchgeführt werden müssen, bequem via Smartphone zu Hause durchzuführen. Der Novarum Reader ist für nahezu jeden Test geeignet, der auch im Labor durch das menschliche Auge abgelesen wird.[70]

Innovative Unternehmen wie Withings oder Fitbit versuchen bereits heute einen umfassenderen Monitoring-Ansatz zu verfolgen. Demnach soll bei dem Prinzip „360° Wohlbefinden erleben" von Withings nicht nur eine einzelne Vitalfunktion wie der Blutzuckerspiegel gemessen werden. Vielmehr sollen nahezu alle Lebensbereiche durch Monitoring-Applikationen abgedeckt werden. Dazu zählen Waagen mit umfassenden Sensoren, Aktivitätstracker, Überwachung von Schlafdauer und –qualität, Blutdruckmessungen, Unterstützung bei der Raucherentwöhnung und eine zusammenfassende und anschauliche Darstellung der gesammelten Daten mittels Apps auf Smartphone oder anderen mobilen Endgeräten. Dies scheint dem Trend einer umfassenden Monitoring-Funktion der nächsten Jahre zu entsprechen.[71]

Da sich aber nicht alle Applikationen für die Nutzung im medizinischen Kontext empfehlen, hat das Zentrum für Telematik und Telemedizin GmbH (ZTG) einen Expertenbeirat geschaffen, der sich mit der Bewertung von Medical Apps befassen wird und vor allem dem Patienten eine Hilfestellung für den zweckmäßigen Einsatz mobiler Applikationen in der Medizin geben will.[72] Laut Krohn und Metcalf, zwei der führenden Spezialisten auf dem Gebiet der mHealth-Anwendungen, geht die Entwicklung der Apps hin zu integrierten Stimm-, Text- und Video- Diagnosetools und fortgeschrittener Telemedizin.[73] Laut Dr. Albrecht, Stellvertretender Leiter des Instituts für Medizinische Informatik der Technischen Universität Braunschweig, geht der Trend bis zum Jahr 2020 weg von den Medical Apps hin zu Smart Devices, die unabhängig von Smartphone oder Tablet funktionieren. Dazu zählen persönliche Gegenstände wie Datenbrillen und Uhren, die mit Apps betrieben werden.[74]

4.3.2 Wearables

Wearables werden auch mobile Gesundheitsgeräte genannt und werden im Zusammen mit Apps für verschiedenste Überwachungsaufgaben genutzt. Dazu zählen Blutdruckmessung via Mobiltelefon, Blutzuckermessung und –monitoring via Smartphone, interaktive Medikamen-

---

[69] Vgl. Arellano et al. (2015)
[70] Vgl. Novarum (2015)
[71] Vgl. Withings (2015)
[72] Vgl. ZTG (2015) und Fitbit (2015)
[73] Vgl. Krohn, Metcalf (2012), S.18-20
[74] Vgl. Youssef et al. (2015a)

tenboxen, die zu leuchten beginnen, wenn die Einnahme überfällig ist und Smartwatches zur Überwachung von Stress oder posttraumatischen Erlebnissen. Sobald sich Abweichungen von Normwerten ergeben, werden automatisch Ärzte, Angehörige oder Nachbarn kontaktiert.[75] Nach herrschender Meinung trägt die Vielfalt der Daten, die durch den Einsatz von Wearables künftig aufgezeichnet werden können, zu einer Verbesserung der täglichen Versorgung, zu evidenz-basierten und kosteneffektiven Behandlungen sowie zu wertvollen neuen klinischen Erkenntnissen bei.[76] Prognosen von SNS Research haben ergeben, dass im Jahr 2020 mehr als 150 Millionen gesundheitsbezogene Wearables zusätzlich in den Umlauf gebracht werden.[77] Wichtig zu erwähnen bleibt, dass der Einsatz von mobilen Gesundheitsgeräten bis zum Jahr 2020 deutlich über die Nutzung für Wellness und Fitness hinausgeht. Wearables mit medizinischen Biosensoren[78] werden erschwinglich, weit verbreitet und neben Medikamenten und Apps Teil der Verschreibung eines Arztes sein.[79]

Zwei der wohl bekanntesten Wearables stellen die Apple Watch und das Samsung Simband dar. Ende 2014 hat Samsung die 2. Generation des Simband veröffentlicht. Dieses ist jedoch noch nicht als Produkt für den Endverbraucher gedacht, sondern vielmehr als Plattform für weitere Entwicklungen, da das Modul für verschiedene Sensoren dienen soll. Bereits jetzt werden optische, elektronische und physikalische Methoden zur Datengewinnung eingesetzt, die alle in Echtzeit angezeigt werden können.[80] Zusammen mit dem Projekt Bioinformatics, das bisher gesammelte Datensätze zur Verfügung stellt, soll künftig die Datenerhebung und – auswertung sowie Verwendung durch den Einsatz diverser Studien optimiert werden.[81]

Einen weiteren Bereich mit vielversprechender Zukunft stellt das Prinzip der Body Area Networks (BANs) da. Hierbei wird ein System verschiedener mobiler Wearables verwendet, um diverse Körper- und Vitalfunktionen aufzuzeichnen.[82] Diese können künftig beispielsweise dazu verwendet werden, die stationäre Versorgung zu revolutionieren. Durch eine Kombination von BANs und Google Glass kann der Arzt in Echtzeit visuelle Informationen erhalten, ob sich der Patient schon auf dem Weg zum OP befindet, ob der Patient vor, während oder

---

[75] Vgl. Belliger, Krieger (2014), S.110
[76] Vgl. Dobkin, Dorsch (2011), S.1
[77] Vgl. SNS Telecom (2014)
[78] Für eine detaillierte Darstellung, Definition und Einsatzgebiete von Biosensoren vgl. HIMSS (2013), S.1-5
[79] Vgl. Taylor, Ronte (2014), S.14ff.
[80] Vgl. La, Stein (2014)
[81] Vgl. Voice oft he Body (2015)
[82] Vgl. Krohn, Metcalf (2012), S.18-20

nach der OP veränderte Vitalwerte, wie Herzfrequenz oder Körpertemperatur, aufweist oder ob die Einnahme von Medikamenten überfällig ist.[83]

Eines dieser Wearables könnten intelligente Kleidungsstücke sein. So sind beispielsweise T-Shirts in Entwicklung, die mit Sensoren ausgestattet sind, die die Herzfrequenz oder Temperatur durch textile Elektroden messen und aufgezeichnete Daten kabellos an mobile Endgeräte versenden.[84]

Eine vielversprechende Innovation für Diabetiker scheint ein kleiner Zusatz namens iXensor für das Smartphone zu sein. Dieser Aufsatz soll es Patienten ermöglichen, den Blutzuckerspiegel zu Hause zu messen und das Ergebnis in Echtzeit zu erhalten. Gleichzeitig wird der Glukosewert automatisiert von einer App gespeichert und an den betreuenden Arzt übermittelt. Vorteile sind, dass der Aufsatz so klein ist, dass man ihn bequem in der Hosentasche überall hin mitnehmen kann und der Preis für die einmalige Verwendung bei etwa einem Euro liegen soll.[85] Für Herzkranke bzw. für Risikopopulationen stellt das Projekt AliveCor Heart Monitor eine vielversprechende Möglichkeit dar, die Überwachung der Herzfunktion zu erleichtern. Durch Auflegen der Finger einen Aufsatz für ein mobiles Endgerät lässt sich zusammen mit einer Applikation in kurzer Zeit ein EKG erstellen und Unregelmäßigkeiten werden hervorgehoben. Ebenfalls ist denkbar, das erstellte EKG an einen Arzt zu senden, der binnen kürzester Zeit ein fachmännisches Feedback geben und gegebenenfalls weitere Schritte einleiten kann.[86]

Weiterhin sind implantierbare Sensoren für Herz und Auge in Entwicklung. Diese werden einmalig eingesetzt und messen fortan biomedizinische Daten.[87] Ein mögliches Einsatzgebiet, an dem momentan stark geforscht wird, stellt die Glaukombehandlung dar. Bei dieser Erkrankung wird das Sehvermögen durch erhöhten Druck im Auge eingeschränkt. Bisher müssen Patienten zu Kontrollen regelmäßig einen Augenarzt aufsuchen. Durch einen implantierbaren Sensor kann die Kontrolle bequem und in deutlichkürzeren Abständen von zu Hause mittels App auf Smartphone oder Tablet erfolgen.[88] Sense4Baby ist eine weitere Innovation, die es Schwangeren künftig erlauben soll, mit Hilfe eines mobilen Endgerätes Herzfrequenz von Fötus und Mutter bequem und eigenständig zu Hause zu messen.[89] Eine ähnliche Innovation

---

[83] Vgl. Youssef et al. (2015c) und Konschak et al. (2013), S.37
[84] Vgl. Health Watch Technologies (2015)
[85] Vgl. o. A. (2015)
[86] Vgl. AliveCor (2015)
[87] Vgl. Lin, Nikita (2011), S.127ff.
[88] Vgl. Impandata Ophthalmic Products (2015)
[89] Vgl. Airstrip (2015)

stellt die Firma MobiSante künftig zur Verfügung. Ein mobiles Ultraschallgerät, das sich mit dem Smartphone verbinden lässt und die Bildgebung auf das mobile Endgerät überträgt.[90]

Der Mensch im Jahr 2020 könnte also beispielsweise routinemäßig mit folgenden Wearables, die zu einem besseren Verständnis des Gesundheitszustandes beitragen, ausgestattet sein: Kontaktlinsen, die automatisch den Blutzuckerspiegel messen, einem Pflaster, das die Herzfrequenz überwacht, einem Armband, das Kalorienverbrauch, Blutdruck und Herzschlag misst, intelligente Medikamente, die Feedback zu Einnahmeverhalten und Reaktion des Körpers übermitteln und Sensoren in der Fußsohle, die Gewicht, Balance und Körpertemperatur aufzeichnen.[91]

Mobile Gesundheitsgeräte können aber beispielsweise auch folgende Formen annehmen. Handelsübliche Digitalkameras, die zur Krebserkennung benutzt werden können, mobile Endgeräte, die zur biometrischen Identifikation bei Unfällen eingesetzt werden können, Plug-In-Lösungen für Smartphones, die zur Diagnose von Lungenentzündungen verwendet werden können oder günstige Zusätze für Smartphones mit denen ein Sehtest durchgeführt werden kann.[92]

4.3.3 Mobile Dienstleistungen

Der Bereich mobiler Dienstleistungen lässt sich nicht strikt von den bisher beschriebene Medical Apps und Wearables unterscheiden. Es ist eher so, dass diverse Dienstleistungen wie eConsulting, ePrescription und Telemedizin auf mobilen Technologien aufbauen. Ein hohes Maß an Bedeutung wird künftig der Gamifizierung im Bereich Prävention und Therapie, dem Thema Sprachsteuerung bei elektronischen Gesundheitsakten und künstlicher Intelligenz beigemessen werden.[93]

Eine Art künstlicher Intelligenz stellt das Programm „A better way to help people with Diabetes take control of their health" von Agile Health dar. Das sechs monatige Programm für Diabetiker interagiert durch vorgeschriebene Algorithmen mit den Patienten per Textnachrichten. Diese sollen zum Einem dazu dienen Informationen, Motivation und adäquate Verhaltensweisen zu vermitteln. Zum Anderem werden Aufgaben, Erinnerungen, Gesundheitstipps und Ratespiele eingesetzt, um eine optimale Versorgung zu gewährleisten. Zusätzlich besteht die Möglichkeit persönlicher Beratungsgespräche mit Experten. Erste klinische Studien des U.S.

---

[90] Vgl. MobiSante (2015)
[91] Vgl. Taylor, Ronte (2014), S.16f.
[92] Vgl. Metzger (2011), S.58
[93] Vgl. Belliger, Krieger (2014), S.110ff.

Medical School and Research Institute haben Verbesserungen bei einer Vielzahl von Risiko-faktoren ergeben.[94]

Als Beispiel für Gamifizierung der Gesundheitsversorgung kann das Projekt Biogaming der Firma yugo angeführt werden. Dieses richtet sich primär an Maßnahmen der Rehabilitation und Prävention und ist auf jeglichen mobilen Endgeräten anwendbar. Für viele Personen läs-tig erscheinende Bewegungsprogramme sollen durch den Spaß an innovativen und reaktiven Spielen einen akkurateren Genesungs- bzw. Gesunderhaltungsprozess auslösen. Eine Beson-derheit stellt dabei dar, dass sich Biogaming für eine Vielzahl von Behandlungen einsetzen lässt. Dem Arzt stehen verschiedene Auswahlkriterien zur Verfügung, die zusammen für je-den Patienten speziell abgestimmte Spiele, Schweregrade und Feedback ergeben.[95]

4.3.4 Gesundheitskommunikation

Durch den Einsatz mobiler Applikationen und Wearables wird sich ein neues System der Kommunikation und Interaktion in der Gesundheitsversorgung ergeben.[96] In der Folge wer-den auch Kommunikationsplattformen für alle an der Gesundheitsversorgung Beteiligten zu-nehmend an Bedeutung gewinnen. Die Firma Airstrip hat diesen Bedarf erkannt und arbeitet momentan an einer einheitlichen Plattform, die Leistungserbringern, Kostenträgern und Pati-enten die Möglichkeit zu einem interaktiven Zusammenwirken bieten soll.[97] Einen anderen Ansatz verfolgt das Projekt 2net. Dieses will die Kommunikation der beteiligten Leistungser-bringer verbessern und für Patienten die Nachbehandlung verbessern und ist insbesondere für chronische Erkrankungen geeignet.[98] Die Firma Elad Health Solutions hingegen arbeitet an einer Lösung speziell für Leistungserbringer im Krankenhaus. Diese soll alle Informationen in einer elektronischen Patientenakte speichern und durch ein Hilfsprogramm den Beteiligten automatisch die relevanten Informationen für die folgende Behandlungsschritte bereitstellen und folglich zu enormen Effizienzsteigerungen beitragen.[99]

Ein wiederum weiteres Projekt namens LuminaCare konzentriert sich auf den Patienten und die Bereitstellung relevanter Informationen bezüglich Behandlung und Medikation.[100]

---

[94] Vgl. Agile Health (2015)
[95] Vgl. yugo (2015)
[96] Vgl. Proudfood (2013), S.112
[97] Vgl. Airstrip (2015)
[98] Vgl. Chen et al. (2013), S.87
[99] Vgl. Tiwari (2014), S24f.
[100] Vgl. Lumina Care Solutions (2015)

In welcher Art und Weise sich die Kommunikation im Gesundheitswesen weiterentwickeln wird ist zum heutigen Zeitpunkt noch völlig offen. Sicher scheint nur, dass der Kommunikation künftig ein deutlich erhöhter Stellenwert beigemessen werden wird und sie an Interoperabilität gewinnen wird.[101]

4.4 Internationaler Ausblick und kritische Würdigung

Laut Gesundheitsberichterstattung der WHO aus dem Jahr 2011, gaben 83% der Mitgliedsstaaten an, mindestens eine Form von mHealth-Lösungen anzuwenden. Die am häufigsten erwähnten Initiativen waren telefonischen Kundenkontaktzentren (59%), gebührenfreie Notrufnummern (55%), Notfallversorgung (54%) und mobile Telemedizinanwendungen (49%): Jedoch befinden sich noch gut zwei Drittel der Projekte mobiler Gesundheitsanwendungen in der Pilotphase. Länder mit höherem Bruttoinlandsprodukt weisen dabei stärkere Aktivitäten auf als Ländern mit Niedrigerem. So stellt Europa die Region mit dem höchstem Aktivitätsniveau und Afrika die Region mit dem niedrigstem Aktivitätsniveau dar. Das größte Hindernis zur Einführung von mHealth-Anwendungen stellen laut den Befragten Ländern konkurrierende Prioritäten und mangelnde Evidenz von mobilen Gesundheitsanwendungen dar.[102]

Prognosen von Grand View Research sehen Europa auch im Jahr 2020 noch an der Spitze im Bereich mobile Health. Die Mehrheit der Anwendungen wird auf Fernüberwachung und Patientenbehandlungen entfallen. Innerhalb der EU wird Großbritannien den mHealth-Markt dominieren. Weltweit werden die größten Wachstumsraten mit 49% im Asiatisch-Pazifischen-Raum bei Monitoringlösungen bis zum Jahr 2020 erwartet. Aber auch afrikanische Länder[103] drängen darauf, mobile Gesundheitsanwendungen zu implementieren, um insbesondere abgeschiedene ländliche Regionen besser versorgen zu können.[104]

Welche Bedeutung der Einsatz elektronischer und mobiler Gesundheitsdienste für Europa hat, zeigt der der Aktionsplan der Europäischen Kommission für das Jahr 2020, in dem der Forschung und Entwicklung von Innovationen ein hoher Stellenwert beigemessen wird.[105]

Insbesondere in Europa werden starke Anstrengungen unternommen, Projekte über die Landesgrenzen hinweg voranzutreiben. Wie das Pilotprojekt European Patients Smart Open Ser-

---

[101] Vgl. Youssef et al. (2015b)

[102] Vgl. WHO (2011), S.2

[103] Im weiteren Verlauf soll Entwicklungsländern keine große Aufmerksamkeit mehr geschenkt werden, da die Übertragbarkeit der Initiativen auf Deutschland stark limitiert ist. Für eine Übersicht der Aktivitäten in Emerging Markets vgl. McGehee (2015)

[104] Vgl. Grand View Research (2014)

[105] Vgl. Europäische Kommission (2012), S.13ff.

vices (epSOS) zur grenzüberschreitenden Datenübermittlung zeigt.[106] Generell lässt sich ein globaler Trend zu verstärkter Zusammenarbeit im Bereich mobiler Gesundheitsanwendungen feststellen. Als Beispiel kann das Projekt zwischen der WHO und ITU zum Einsatz von Mobile-Health-Diensten gegen nicht übertragbare Krankheiten angeführt werden, an dem acht ausgewählte Ländern, wovon aus jedem Erdteil mindestens eines vertreten ist, beteiligt sind, angeführt werden.[107]

Obwohl Europa an der Spitze des Marktes für mobile Gesundheitsanwendungen steht, sind einige Länder Deutschland doch um Jahre voraus. So wurde beispielsweise durch die US-Bundesbehörde zur Überwachung von Nahrungs- und Arzneimitteln (FDA) bereits im Jahr 2013 ein neuer Prozess zur Genehmigung von alle neu veröffentlichten Applikationen im Bereich Gesundheit geschaffen. In Großbritannien wiederum verschreiben Ärzte heute bereits mobile Apps.[108] Ein weiteres innovatives Vorzeigeprojekt aus den USA ist das Montefiore Gesundheitssystem. Das Programm beinhaltet acht Krankenhäuser und die Versorgung von 500.000 Menschen. Bereits im zweiten Jahr nach der Einführung konnten dank Innovation, Technologie, Umstellung der Vergütung auf Kopfpauschalen und mobiler Anwendungen 24 Millionen US Dollar eingespart werden. Laut Weschler, Leiter der Abteilung Applikationen soll die Zahl der Betreuten in den nächsten zwölf bis 18 Monaten verdoppelt werden, um weitere Einsparpotentiale realisieren zu können.[109] Ein weiteres Paradebeispiel für die konsequente Umsetzung mobiler Gesundheitstechnologien stellt das Miami Children`s Hospital dar. Dieses ist laut Betreibern anderen Häusern deutlich voraus und hat für seine innovative Gestaltung auch bereits diverse Preise gewonnen. Insbesondere die neue geschaffene Koordinationsplattform für Patienten bietet erhebliche Vorteile. Durch eine eigens entwickelte App sind vor allem die Aufnahme, die Koordination während der Behandlung und die Nachversorgung und Interaktion mit Patient und Angehörigen enorm verbessert worden. So erfolgt die Anmeldung nicht mehr im Krankenhaus, sondern über eine App. Der Patient erhält anschließend einen Barcode auf sein Smartphone, der bei Betreten des Krankenhauses dann nur noch gescannt werden muss. Ebenso werden Angehörige automatisiert informiert, wenn neue Befunde zur Verfügung stehen oder die Entlassung ansteht. Auch die Medikation nach Entlassung wird über die App unterstützt. Bis 2018 will die Einrichtung komplett papierfrei werden. Obwohl die Neuausrichtung des Miami Children`s Hospital erst im Jahr 2012 erfolgte, haben

---

[106] Vgl. Cahiaq (2014), S.53ff.
[107] Vgl. Europäische Kommission (2012), S.21f.
[108] Vgl. Belliger, Krieger (2014), S.109f. und Kampfrath (2014), S.428
[109] Vgl. Scher (2015)

sich innerhalb weniger Jahre enorme Verbesserungen in diversen Bereichen eingestellt.[110] Folglich scheint die aktive Rolle der Regierung in den USA bei der Verbreitung mobiler Gesundheitstechnologien dazu beigetragen zu haben, dass zumindest einzelne Projekte weltweiten Vorzeigecharakter haben und als Vorbild für andere Industrienationen dienen können.[111]

Ob sich diese Projekte jedoch ohne weiteres auf Deutschland übertragen lassen und für einen flächendeckenden Einsatz erfolgsversprechend sind, ist zum momentanen Zeitpunkt noch umstritten. Damit sich mHealth-Projekte durchsetzen können, müssen alle Beteiligten überzeugt werden. Jedoch unterscheiden sich die Vorstellungen der Beteiligten bislang noch. Neben der Integration aller Beteiligten wird es wichtig sein, alle Beteiligten zu verstärktem Engagement aufzurufen, denn Technik allein kann keine Veränderung herbeiführen. Weiterhin wird es wichtig sein, dass die Vielzahl der verschiedenen Technologien und Projekte den Maßstäben der Interoperabilität gerecht werden sowie weitere Studien durchzuführen, die Effizienz und Outcome-Werte messen.[112] Jedoch ist bereits seit dem Jahr 2008 eine Zunahme des Forschungsinteresses auf diesem Gebiet sowie eine Steigerung der Qualität durchgeführter Studien zu erkennen.[113] Zusätzlich für Bedenken sorgen bislang hohe Drop-out-Raten und Ungewissheit über die Unbedenklichkeit bei der Anwendung mobiler Applikationen.[114] Eine weitere Herausforderung, die es künftig zu lösen gilt, ist das Fehlen adäquater Erstattungsmodelle für die verschiedenen Formen der mHealth-Lösungen.[115] Ähnlich verhält es sich mit der Strategie der Gesundheitseinrichtungen und -organisationen. Ein Viertel der Leistungsgerbringer gab an, mobile Gesundheitsanwendungen einführen zu wollen, ohne damit eine klare strategische Ausrichtung zu verfolgen.[116] Ein letzter Kritikpunkt betrifft die Zielpopulation. Bislang richtet sich die Mehrheit der verfügbaren Lösungen an gesunde Personen zwischen 18 und 40 Jahren und nicht an erkrankte Senioren. Jedoch werden genau diese Personen, die Patienten von morgen sein und somit einen relevanten Teil der Gesundheitsversorgung der Zukunft darstellen.[117]

---

[110] Vgl. Konschak et al. (2013), S.255ff.
[111] Vgl. HIMSS (2012), S.3f.
[112] Vgl. WHO (2011), S.71
[113] Vgl. Fiordelli et al. (2013), S.95
[114] Vgl. Levy (2012), S.33f.
[115] Vgl. Europäische Kommission (2014), S.19f.
[116] Vgl. Konschak et al. (2013), S.239
[117] Vgl. Becker et al. (2014b)

5. Fazit

Der Markt für mobile Gesundheitstechnologien birgt enormes Entwicklungspotential und Dynamik in sich. In welcher Form diese Entwicklung stattfinden wird, hängt neben technischen Neuerungen auch von weiteren Faktoren wie einem veränderten Verständnis der Gesundheitsversorgung und gesellschaftlicher Herausforderungen ab. Eine exakte Prognose erweist sich darüber hinaus als schwierig, da das Zusammenspiel dieser Vielzahl von Faktoren für den weiteren Verlauf von Bedeutung ist.

Vorangegangene Beispiele zur Einführung von technischen Innovationen, wie die flächendeckende Nutzung einer elektronischen Gesundheitskarte, machen deutlich, dass insbesondere in Deutschland neben technischen Herausforderungen auch juristische Hürden bestehen. Diese betreffen vorrangig den Datenschutz und Datenspeicherung.[118]

Werden zur Einführung von mHealth-Technologien hingegen einige Richtlinien, wie in Kapitel 4.4 dargestellt beachtet und erfolgt eine Unterstützung durch landesweite Initiativen, kann die Technologie mobiler Gesundheitsanwendungen dazu beitragen, eine bedarfsgerechte Versorgung weltweit voranzutreiben bzw. diese sogar zu revolutionieren und ausstehende Wünsche der Beteiligten erfüllen. Dazu zählt primär die Versorgung chronisch Kranker, deren Zahl in den kommenden Jahren deutlich ansteigen wird.

Abschließend bleibt festzuhalten, dass die technischen Möglichkeiten bestehen bzw. in Entwicklung sind. Ob die Gesundheitsbranche ihren technologischen Rückstand gegenüber anderen Sektoren aufholen und sich zu eine neue Form der Gesundheitsversorgung entwickeln kann, hängt zu großen Teilen von der Akzeptanz der Patienten, Leistungserbringer und Kostenträger sowie den regulatorischen Rahmenbedingungen, die über die Landesgrenzen hinweg geschaffen werden müssen, ab.

---

[118] Vgl. Schneider (2012), S.99

Literaturverzeichnis

[Agile Health (2015)] Agile Health (2015): Diabetes. Online verfügbar unter http://www.agilehealth.com/#!diabetes/c1vw1, zuletzt geprüft am 07.04.2015.

[Airstrip (2015)] Airstrip (2015): AirStrip Acquires Sense4Baby Assets. Online verfügbar unter http://www.airstrip.com/landing-page/airstrip-acquires-sense4baby, zuletzt geprüft am 07.04.2015.

[AliveCor (2015)] Alive Cor (2015): AliveCor Heart Monitor. The Mobile ECG. Use your smartphone or tablet to instantly detect a serious heart condition in your ECG. Online verfügbar unter http://www.alivecor.com/home#, zuletzt geprüft am 07.04.2015.

[Arellano et al. (2015)] Arellano, Patricia; Barnes, Janey; Bochinski, Janet; Marinak, Cindy; Smelcer, John (2015): Mobile Apps for Managing Adolescent Type 1 Diabetes: Usability Considerations. Unter Mitarbeit von HIT Usability Committee. Hg. v. Healthcare Information and Management Systems Society. Online verfügbar unter http://www.himss.org/ResourceLibrary/genResourceDetailWebinar.aspx?ItemNumber=34508, zuletzt geprüft am 07.04.2015.

[Becker et al. (2014a)] Becker, Stefan; Miron-Shatz, Talya; Schumacher, Nikolaus; Krocza, Johann; Diamantidis, Clarissa; Albrecht, Urs-Vito (2014): mHealth 2.0: Experiences, Possibilities, and Perspectives. In: *JMIR mHealth uHealth* 2 (2), S. e24. DOI: 10.2196/mhealth.3328.

[Becker et al. (2014b)] Becker, Stefan; Mitchell, Anna; Albrecht, Urs-Vito (2014): Themen der Zeit. Medical Apps: Hilfreich für chronisch Kranke. In: *Deutsches Ärzteblatt* 111 (15), S. 22. Online verfügbar unter http://www.aerzteblatt.de/archiv/158906/Medical-Apps-Hilfreich-fuer-chronisch-Kranke, zuletzt geprüft am 06.04.2015.

[Belliger, Krieger (2014)] Belliger, Andréa; Krieger, David J. (Hg.) (2014): Gesundheit 2.0. Das ePatienten-Handbuch. 1., Aufl. Bielefeld: transcript (KörperKulturen).

[Bundeszentrale für politische Bildung (2012)] Bundeszentrale für Politische Bildung (2012): Bevölkerungsentwicklung und Altersstruktur (Zahlen und Fakten - Die soziale Situation in Deutschland). Online verfügbar unter http://www.bpb.de/nachschlagen/zahlen-und-fakten/soziale-situation-in-deutschland/61541/altersstruktur, zuletzt geprüft am 06.04.2015.

[Cahiaq (2014)] Cahiaq, Cahta (2014): Evaluation Results. Smart Open Services for European Patients Open eHealth initiative for a European large scale pilot of Patient Summary and electronic Prescription. Brüssel. Online verfügbar unter http://www.epsos.eu/uploads/tx_epsosfileshare/D1.2.4_Evaluation_results_v1.0.pdf, zuletzt geprüft am 08.04.2015.

[Chen et al. (2013)] Chen, Ying-Hsien; Lin, Yen-Hung; Hung, Chi-Sheng; Huang, Ching-Chang; Yeih, Deng-Feng; Chuang, Pao-Yu et al. (2013): Clinical outcome and cost-effectiveness of a synchronous telehealth service for seniors and nonseniors with cardiovascular diseases: quasi-experimental study. In: *J. Med. Internet Res.* 15 (4), S. e87. DOI: 10.2196/jmir.2091.

[Christina et al. (2015)] Christina, Joseph; Kurliand, Michael; Rosen, Howard; Campbell, Rob; Arges, Dimitri; Little, Jeanette (2015): Considerations for mHealth Planning. #mHealth: Measuring and Benchmarking. Unter Mitarbeit von Thomas Martin und David Collins. Hg. v. Healthcare Information and Management Systems Society (mHealth Roadmap). Online verfügbar unter http://www.himss.org/ResourceLibrary/mHimssRoadmapContent.aspx?ItemNumber=30286&navItemNumber=30093, zuletzt geprüft am 07.04.2015.

[Cole-Lewis, Kershaw (2010)] Cole-Lewis, Heather; Kershaw, Trace (2010): Text messaging as a tool for behavior change in disease prevention and management. In: *Epidemiol Rev* 32 (1), S. 56–69. DOI: 10.1093/epirev/mxq004.

[Conn (2013)] Conn, Joseph (2013): No longer a novelty, medical apps are increasingly valuable to clinicians and patients. In: *Modern Healthcare* (Volume 43, Issue 50), S. 16–20. Online verfügbar unter http://web.b.ebscohost.com/ehost/detail/detail?sid=933ac356-6364-48d2-a827-03f5381be2cd%40sessionmgr110&vid=0&hid=101&bdata=JnNpdGU9ZWhvc3QtbGl2ZQ%3d%3d#db=buh&AN=93253198, zuletzt geprüft am 06.04.2015.

[Dobkin, Dorsch (2011)] Dobkin, B. H.; Dorsch, A. (2011): The Promise of mHealth: Daily Activity Monitoring and Outcome Assessments by Wearable Sensors. In: *Neurorehabilitation and Neural Repair* 25 (9), S. 788–798. DOI: 10.1177/1545968311425908.

[Dolle (2012)] Dolle, Jürgen (Hg.) (2012): GesundheIT - digital, besser, effizienter. Dokumentation der Veranstaltung vom 5. und 6. Juni 2012 in Saarbrücken. E-Health Conference. Köln: GVG (GVG-Schriftenreihe, Bd. 71).

[Donner, Mechael (2013)] Donner, Jonathan; Mechael, Patricia (Hg.) (2013): mHealth in Practice: Mobile technology for health promotion in the developing world: Bloomsbury Academic.

[Duesberg (2012)] Duesberg, Frank (Hg.) (2012): Personalisierte Medizin / Medizin 2.0. Mein Reha - Gesamtsystem für Lebensbereich übergreifende Rehabilitation und Prävention: medical future Verlag (e-Health 2013 - Informationstechnologien und Telematik im Gesundheitswen).

Eberbach, Wolfram H. (2014): Personalisierte Prävention: Wirkungen und Auswirkungen. In: *MedR* 32 (7), S. 449–464. DOI: 10.1007/s00350-014-3742-z.

[Europäische Kommission (2012)] Europäische Kommission (2012): MITTEILUNG DER KOMMISSION AN DAS EUROPÄISCHE PARLAMENT, DEN RAT, DEN EUROPÄISCHEN WIRTSCHAFTS- UND SOZIALAUSSCHUSS UND DEN AUSSCHUSS DER REGIONEN. Aktionsplan für elektronische Gesundheitsdienste 2012–2020 – innovative Gesundheitsfürsorge im 21. Jahrhundert. Brüssel. Online verfügbar unter http://ec.europa.eu/health/ehealth/docs/com_2012_736_de.pdf, zuletzt geprüft am 08.04.2015.

[Europäische Kommission (2014)] Europäische Kommission (2014): Grünbuch. über Mobile Health-Dienste ("mHealth"). Hg. v. Europäische Kommission. Brüssel. Online verfügbar unter http://eur-lex.europa.eu/legal-content/DE/TXT/PDF/?uri=CELEX:52014DC0219&from=EN, zuletzt geprüft am 01.04.2015.

[Fagerberg, Kurkinen (2014)] Fagerberg, Johan; Kurkinen, Lars (2014): mHealth and Home Monitoring. Hg. v. Berg Insight. Gothenburg (M2M Research Series, No. 99).

[Fiordelli et al. (2013)] Fiordelli, Maddalena; Diviani, Nicola; Schulz, Peter J. (2013): Mapping mHealth research: a decade of evolution. In: *J. Med. Internet Res.* 15 (5), S. e95. DOI: 10.2196/jmir.2430.

[Fitbit (2015)] Fitbit (2015): Finde deinen Fitnessstil. Online verfügbar unter https://www.fitbit.com/de/whyfitbit#i.63vo2f17yqddwu, zuletzt geprüft am 07.04.2015.

[Franco, Jeevane (2013)] Franco, James; Jeevane, Yojana (2013): mHealth Market (Devices, Applications, Services & Therapeutics) - Global Mobile Healthcare Industry Size, Analysis, Share, Growth, Trends and Forecast, 2012 - 2020. Hg. v. Allied Market Research. Online verfügbar unter http://www.alliedmarketresearch.com/mobile-health-market, zuletzt geprüft am 07.04.2015.

[Frauenhofer (2014)] Frauenhofer (2014): iHERZ - Verbesserung der Arzneimittelsicherheit und der Therapieadhärenz. Unter Mitarbeit von Universitätsklinikum Essen. Hg. v. Frauenhofer-Institut für Software und Systemtechnik ISST.

[Gehring et al. (2014)] Gehring, Hartmut; Pramann, O.; Imhoff, M.; Albrecht, U.-V. (2014): Zukunftstrend „Medical Apps". In: *Bundesgesundheitsbl.* 57 (12), S. 1402–1410. DOI: 10.1007/s00103-014-2061-x.

[Health Watch Technologies (2015)] Health Watch Technologies (2015): hWear Digital Garments. Comfort Quality Safety. Online verfügbar unter http://personal-healthwatch.com/hwear-health-sensing-garments.aspx, zuletzt geprüft am 07.04.2015.

[HIMSS (2012)] HIMSS (2012): 2nd Annual HIMSS Mobile Technology Survey. Final Report. Hg. v. Healthcare Information and Management Systems Society. Online verfügbar unter http://www.himss.org/files/himssorg/content/files/FINALwithCOVER.pdf, zuletzt geprüft am 01.04.0215.

[HIMSS (2013)] HIMSS (2013): The Role of Biosensors in Routine Practice. Hg. v. HIMSS mHealth Community. Online verfügbar unter http://himss.files.cms-plus.com/FileDownloads/Bio%20Sensor.pdf, zuletzt geprüft am 07.04.2015.

[Implantada (2015)] Impandata Ophthalmic Products (2015): Glaucoma. Online verfügbar unter http://www.implandata.com/glaucoma.html, zuletzt geprüft am 07.04.2015.

ITU (2013): ITU releases latest global technology development figures. Hg. v. International Telecommunication Union. Online verfügbar unter http://www.itu.int/net/pressoffice/press_releases/2013/05.aspx#nogo, zuletzt geprüft am 02.04.2015.

[Kampfrath (2014)] Kampfrath, Thomas (2014): Food and Drug Administration Starts Treating Mobile Medical Apps as Medical Devices. In: *the Clinical Chemist* (60), S. 428. Online verfügbar unter http://www.clinchem.org/content/60/2/428.full.pdf, zuletzt geprüft am 08.04.2015.

[Konschak et al. (2013)] Konschak, Colin; Levin, David; Morris, William H.; Nayyar, Geeta (2013): mHealth. Global opportunities and challenges.

Krohn, Richard; Metcalf, David (2012): mHealth. From smartphones to smart systems. Chicago, IL: HIMSS.

[Krohn (2012)] Krohn, Rick (2012): Toward an mHealth Ecosystem. Extending Access, Remote Connectivity and Engagement. In: *Journal of Healthcare Information Management* (26), S. 10–11. Online verfügbar unter http://www.healthsen.com/Toward_an_mHealth_Ecosystem.pdf, zuletzt geprüft am 07.04.2015.

[Krohn (2014)] Krohn, Rick (2014): mHealth Innovation. Lightning in a bottle. In: *Journal of Healthcare Information Management* (Volume 28, Number 3), S. 16–17. Online verfügbar unter http://www.healthsen.com/mHealth_Lightning_in_a_bottle.pdf, zuletzt geprüft am 02.04.2014.

[Krohn, Metcalf (2012)] Krohn, Rick; Metcalf, David (2012): Predicting mHealth`s Future. Defining the 'Hinge' Moment in Healthcare. In: *Journal of Healthcare Information Management* (26), S. 18–20. Online verfügbar unter http://www.healthsen.com/Predicting_mHealth_s_future.pdf, zuletzt geprüft am 07.04.2015.

[La, Stein (2014)] La, Lynn; Stein, Scott (2014): Samsung's second-gen Simband wearable features more robust sensors and sweatproofing. Online verfügbar unter http://www.cnet.com/products/samsung-simband/, zuletzt geprüft am 07.04.2015.

[Lange (2011)] Lange, Cornelia (2011): Daten und Fakten: Ergebnisse der Studie "Gesundheit in Deutschland aktuell 2009". Berlin: Robert-Koch-Institut (Beiträge zur Gesundheitsberichterstattung des Bundes).

[Levy (2012)] Levy, David (2012): Emerging mHealth. Paths for Growth. Hg. v. PWC. New York. Online verfügbar unter http://www.pwc.de/de_DE/de/gesundheitswesen-und-pharma/assets/pwc-emerging-mhealth.pdf, zuletzt geprüft am 01.04.2015.

[Lin, Nikita (2011)] Lin, James C.; Nikita, Konstantina S. (2011): Wireless Mobile communication and healthcare. Second International ICST Conference, MobiHealth 2010, Ayia Napa, Cyprus, October 18-20, 2010, Revised selected papers. Berlin, New York: Springer (Lecture notes of the Institute for Computer Sciences, Social Informatics and Telecommunications Engineering, 55).

[Lindquist et al. (2008)] Lindquist, Anna M.; Johansson, Pauline E.; Petersson, Göran I.; Saveman, Britt-Inger; Nilsson, Gunilla C. (2008): The use of the Personal Digital Assistant (PDA) among personnel and students in health care: a review. In: *J. Med. Internet Res.* 10 (4), S. 31. DOI: 10.2196/jmir.1038.

[Lopez, Seville (2015)] Lopez, Norma; Seville, Paul (2015): Future State of Chronic Care and Disease Management. Unter Mitarbeit von Thomas Martin und David Collins. Hg. v. Healthcare Information and Management Systems Society (mHealth Roadmap). Online verfügbar unter http://www.himss.org/ResourceLibrary/mHimssRoadmapContent.aspx?ItemNumber=30244, zuletzt geprüft am 07.04.2015.

[Lumina Care Solutions (2015)] Lumina Care Solutions (2015): LuminaCare Solutions provides cloud-based software. Woburn. Online verfügbar unter http://www.luminacaresolutions.com/our-solution/, zuletzt geprüft am 07.04.2015.

[Malvey, Slovensky (2014)] Malvey, Donna M.; Slovensky, Donna J. (2014): mHealth. Transforming healthcare. New York.

[McGehee (2015)] McGehee, Linda (2015): PEPFAR Public - Private Partnerships. Hg. v. CDC Foundation. Online verfügbar unter http://www.cdcfoundation.org/PEPFAR, zuletzt geprüft am 08.04.2015.

[Metzger (2011)] Metzger, Monty (2011): Mobile Health: Future of mhealth. Online verfügbar unter http://de.slideshare.net/montymetzger/mobile-health-9891654, zuletzt geprüft am 07.04.2015.

[Mickan et al. (2013)] Mickan, Sharon; Tilson, Julie K.; Atherton, Helen; Roberts, Nia Wyn; Heneghan, Carl (2013): Evidence of effectiveness of health care professionals using handheld computers: a scoping review of systematic reviews. In: *J. Med. Internet Res.* 15 (10), S. e212. DOI: 10.2196/jmir.2530.

[MobiSante (2015)] MobiSante (2015): Smartphone Ultrasound: The MobiUS SP1 System. Product Overview. Online verfügbar unter http://www.mobisante.com/products/product-overview/, zuletzt geprüft am 07.04.2015.

[Noar, Harrington (2012)] Noar, Seth M.; Harrington, Nancy Grant (2012): eHealth applications. Promising strategies for behavior change. New York: Routledge (Applied communication).

[Novarum (2015)] Novarum (2015): Mobile Reader Solutions. Online verfügbar unter http://www.novarumreader.com/the-detail/, zuletzt geprüft am 07.04.2015.

[**Nowossadek (2012)**] Nowossadek, Enno (2012): Demografische Alterung und Folgen für das Gesundheitswesen. In: *GBE kompakt* 3 (2), S. 1–6. Online verfügbar unter http://www.rki.de/DE/Content/Gesundheitsmonitoring/Gesundheitsberichterstattung/GBEDownloads K/2012_2_Demografischer_Wandel_Alterung.pdf?__blob=publicationFile, zuletzt geprüft am 06.04.2015.

[**o. A. (2015)**] o. A. (2015): iXensor. Online verfügbar unter http://www.ixensor.com/ixWeb_release/product.html, zuletzt geprüft am 07.04.2015.

[**Oerther et al. (2014)**] Oerther, Sarah E.; Manjrekar, Phalakshi; Oerther, Daniel B. (2014): Utilizing Mobile Health Technology at the Bottom of the Pyramid. In: *Procedia Engineering* 78, S. 143–148. DOI: 10.1016/j.proeng.2014.07.050.

[**WHO (2011)**] World Health Organization (2011): mHealth. Second Global Survey on eHealth. Geneva: World Health Organization. Online verfügbar unter http://gbv.eblib.com/patron/FullRecord.aspx?p=851142.

[**Proudfoot (2013)**] Proudfoot, J. (2013): The future is in our hands: The role of mobile phones in the prevention and management of mental disorders. In: *Australian & New Zealand Journal of Psychiatry* 47 (2), S. 111–113. DOI: 10.1177/0004867412471441.

[**PWC (2015)**] PWC (2015): Fighting Chronic Disease. Hg. v. PWC. Online verfügbar unter http://www.pwc.com/gx/en/healthcare/mhealth/mobile-healthcare-chronic-disease.jhtml, zuletzt geprüft am 02.04.2015.

[**Quast (2012)**] Quast, Christina (2012): Im Blickpunkt: E-Health. Hg. v. Grimme Institut (Medienkompetenz NRW). Online verfügbar unter http://www.grimme-institut.de/imblickpunkt/pdf/IB-E-Health.pdf, zuletzt geprüft am 01.04.2015.

[**Razum (2014)**] Razum, Oliver (2014): Global Health. Gesundheit und Gerechtigkeit. 1. Aufl. Bern: Huber.

[**Grand View Research (2014)**] Grand View Research (2014): mHealth Market Analysis And Segment Forecasts To 2020. San Francisco: Grand View Research.

[**Sama et al (2014)**] Sama, Preethi R.; Eapen, Zubin J. Weinfurt, Kevin P.; Shah, Bimal R.; Schulman, Kevin A. (2014): An evaluation of mobile health application tools. In: *JMIR mHealth uHealth* 2 (2), S. e19. DOI: 10.2196/mhealth.3088.

[**Schachinger (2014)**] Schachinger, Alexander (2014): Der digitale Patient. Analyse eines neuen Phänomens der partizipativen Vernetzung und Kollaboration von Patienten im Internet. 1. Aufl. Baden-Baden: Nomos (Schriften zur Medienwirtschaft und zum Medienmanagement, Bd. 34).

[**Scher (2015)**] Scher, David (2015): Case Study: Montefiore Health System. Unter Mitarbeit von Moni Welscher. Hg. v. Healthcare Information and Management Systems Society. Online verfügbar unter http://www.himss.org/ResourceLibrary/genResourceFAQ.aspx?ItemNumber=39719, zuletzt geprüft am 08.04.2015.

[**Schneider (2012)**] Schneider, Sebastian (2012): eHealth in Europa. Szenarioanalyse für das Jahr 2020. Saarbrücken: AV Akademikerverl.

[**Smith (2013)**] Smith, Mark D. (2013): Best care at lower cost. The path to continuously learning health care in America. Washington, D.C: National Academies Press.

[**SNS Telecom (2014)**] SNS Telecom (2014): The Mobile Healthcare (mHealth) Bible: 2015-2020. Hg. v. SNS Telecom. Online verfügbar unter http://www.reportlinker.com/p01634098-summary/The-Mobile-Healthcare-mHealth-Bible-.html, zuletzt geprüft am 02.04.2015.

[**Statista (2015)**] Statista (2015): mHealth (mobile health) industry market size projection from 2012 to 2020 (in billion U.S. dollars). Online verfügbar unter http://www.statista.com/statistics/295771/mhealth-global-market-size/, zuletzt geprüft am 07.04.2015.

[**Statistisches Bundesamt (2010)**] Statistisches Bundesamt (2010): Gesundheit. Krankheitskosten. 2002-2008. Wiesbaden (Fachserie 12 Reihe 7.2, Reihe 7.2). Online verfügbar unter https://www.destatis.de/DE/Publikationen/Thematisch/Gesundheit/Krankheitskosten/Krankheitskosten 2120720089004.pdf?__blob=publicationFile, zuletzt geprüft am 01.04.2014.

[**Tan (2013)**] Tan, Joseph K. H (2013): Healthcare information technology innovation and sustainability. Frontiers and adoption. Hershey PA: Medical Information Science Reference.

[**Taylor, Ronte (2014)**] Taylor, Karen; Ronte, Hanno (2014): Healthcare and Life Sciences Prediction 2020. A Bold Future. Hg. v. Deloitte Centre for Health Solutions.

[**Tiwari (2014)**] Tiwari, Jackie. The Israel Export & International Cooperation Institute (Hg.) (2014): Meeting Global Healthcare Challenges. Online verfügbar unter http://www.israelmedicalinnovation.com/general/files/Medica%202014%20EN.pdf, zuletzt geprüft am 07.04.2015.

[**Thun (2015)**] Thun, Sylvia (2015): Digitalisierte Medizin. In: *Informatik Spektrum* 38 (1), S. 22–27. DOI: 10.1007/s00287-014-0859-4.

[**Venot et al. (2014)**] Venot, Alain; Burgun, Anita; Quantin, Catherine (2014): Medical informatics, e-Health. Fundamentals and applications (Health Informatics).

[**Voice oft he Body (2015)**] Voice of the Body (2015): Bioinformatics. Online verfügbar unter http://www.voiceofthebody.io/bioinformatics/, zuletzt geprüft am 07.04.2015.

[**West (2009)**] West, Darrell M. (2009]): Customer-driven medicine. How to create a new health care system. Washington, DC: Governance Studies at Brookings.

[**Wisz (2015)**] Wisz; Arges (2015): Technology Adoption. #mHealth Apps in Healthcare: A technology perspective. Unter Mitarbeit von David Collins. Hg. v. Healthcare Information and Management Systems Society (mHealth Roadmap). Online verfügbar unter http://www.himss.org/ResourceLibrary/mHimssRoadmapContent.aspx?ItemNumber=30556&navItem Number=30453, zuletzt geprüft am 07.04.2015.

Withings (2015): 360° Wohlbefinden erleben. Online verfügbar unter http://www.withings.com/de/, zuletzt geprüft am 07.04.2015.

[**Youssef et al (2015a)**] Youssef, Ali; MacCallum, Todd; McDonald, Doug; Crane, Robert; Jackman, Shawn (2015): Future of #mHealth Inside HealthCare Facilities. Unter Mitarbeit von Thomas Martin und David Collins. Hg. v. Healthcare Information and Management Systems Society (mHealth Roadmap). Online verfügbar unter http://www.himss.org/ResourceLibrary/mHimssRoadmapContent.aspx?ItemNumber=30395, zuletzt geprüft am 07.04.2015.

[**Youssef et al. (2015b)**] Youssef, Ali; MacCallum, Todd; McDonald, Doug; Crane, Robert; Jackman, Shawn (2015): Future of mHealth outside Healthcare Facilities. Hg. v. Healthcare Information and Management Systems Society (mHealth Roadmap). Online verfügbar unter http://www.himss.org/ResourceLibrary/mHimssRoadmapContent.aspx?ItemNumber=30273, zuletzt geprüft am 07.04.2015.

[Youssef et al. (2015c)] Youssef, Ali; MacCallum, Todd; McDonald, Douglas; Crane, Robert; Jackman, Shwan (2015): Case Study: Evaluating "What's Next" in #mHealth. Unter Mitarbeit von Thomas Martin und David Collins. Hg. v. Healthcare Information and Management Systems Society (mHealth Roadmap). Online verfügbar unter http://www.himss.org/ResourceLibrary/mHimssRoadmapContent.aspx?ItemNumber=30402&navItem Number=30089, zuletzt geprüft am 07.04.2015.

yugo (2015): Biogaming. Online verfügbar unter http://yugonow.com/, zuletzt geprüft am 07.04.2015.

[ZTG (2015)] ZTG (2015): Gesundheitsapps - Neue Wege für die Versorgung. Hg. v. Zentrum für Telematik und Telemedizin GmbH. Online verfügbar unter http://www.ztg-nrw.de/2015/03/gesundheitsapps-neue-wege-fuer-die-versorgung/, zuletzt geprüft am 07.04.2015.